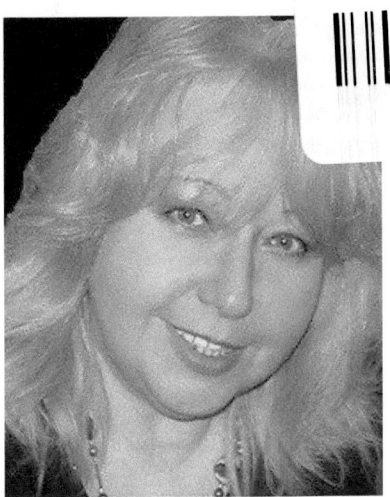

Jutta Schütz

wurde in Lebach (Saarland) geboren. Mit ihrem ersten Bestseller "Plötzlich Diabetes" (2008) gilt die Autorin bei Kritikern als Querdenkerin. 2010 startete sie mit ihren Gesundheitsbüchern ihr Pilotprojekt in Bruchsal und später bei der VHS in Wolfsburg. Schütz schreibt Bücher, die anspornen, motivieren und spezielles Insiderwissen liefern. Sie hat bis heute viele Bücher geschrieben und an vielen anderen Büchern mitgewirkt. Zudem hilft sie als Mentorin und Coach vielen Neuautoren bei der Veröffentlichung ihrer Bücher.

Als Journalistin schreibt sie für viele Verlage und Zeitungen. Ihre Themen sind: Gesundheit, Psychologie, Kunst, Literatur, Musik, Film, Bühne, Entertainment. Weitere Informationen zur Autorin und ihren Büchern findet man in den Verlagen, auf ihrer Webseite sowie im Kultur-Netzwerk.

www.jutta-schuetz-autorin.de
www.die-gruppe-48.net/Funktionstraeger

© 2019 Autorin Jutta Schütz

© 2019 Buchsatz, Layout, Buchgestaltung, Buchidee: Jutta Schütz
www.jutta-schuetz-autorin.de/
E-Mail: info.jschuetz@googlemail.com

© 2019 Herstellung und Verlag:
BoD – Books on Demand, Norderstedt

ISBN 9783741239199

Das Werk, einschließlich seiner Teile, ist urheberrechtlich geschützt. Jede Verwertung ist ohne Zustimmung des Verlages und des Autors unzulässig. Dies gilt insbesondere für die elektronische oder sonstige Vervielfältigung, Übersetzung, Verbreitung und öffentliche Zugänglichmachung.

Bibliografische Information der Deutschen Nationalbibliothek:
Die Deutsche Nationalbibliothek verzeichnet diese Publikation in der Deutschen Nationalbibliografie; detaillierte bibliografische Daten sind im Internet über http://dnb.d-nb.de abrufbar.

MIX
Papier aus verantwortungsvollen Quellen
Paper from responsible sources
FSC
www.fsc.org
FSC® C105338

Jutta Schütz

Vegetarisches LOW CARB

50 Rezepte

Die im Buch veröffentlichten Ratschläge wurden von Jutta Schütz sorgfältig geprüft. Eine Garantie kann sie dennoch nicht übernehmen. Ebenso ist die Haftung von ihr bzw. des Verlages für Personen-, Sach- und Vermögensschäden ausgeschlossen. Alle Markennamen, Warenzeichen und sonstigen eingetragenen Trademarks sind Eigentum ihrer rechtmäßigen Eigentümer und dienen hier nur der Beschreibung.

Inhaltsverzeichnis

(Die Rezepte sind für 2 Personen)

Räuchertofu-Bratlinge mit Frischkäse (Seite 6)
Low Carb Brot mit Käse gebacken (Seite 7)
Schwarzwurzeln mit Radieschen in Joghurt (Seite 8)
Schnittlauch-Feta-Schnitzel (Seite 9)
Lauch-Kohlrabi-Ragout (Seite 10)
Spitzkohl mit Fetakäse und Kräuter (Seite 11)
Brokkoli mit Kräutern und Nüssen (Seite 12)
Gurken-Pfanne mit Joghurt (Seite 13)
Gemüse-Quark-Auflauf (Seite 14)
Feta-Rucola-Salat mit Erdbeeren (Seite 15)
Sellerie-Salat mit Erdbeeren (Seite 16)
Schwarzwurzel-Salat mit Berberitze (Seite 17)
Auberginen-Türmchen im Backofen (Seite 18)
Fetakäse mit Blumenkohl (Seite 19)
Spinat-Curry (Seite 20)
Champignons-Pfanne (Seite 21)
Sauer eingelegtes Gemüse (Seite 22)
Möhren-Joghurt Suppe (Seite 23)
Zwiebelkuchen mit Hüttenkäse (Seite 24)
Zwiebelsuppe (Seite 25)
Äpfeln in Joghurt mit Low Carb-Brot (Seite 26)
Orangen-Zwiebel Salat (Seite 27)
Käseauflauf (Seite 28)
Harzer-Roller mit Schmand (Seite 29)
Brokkoli-Schwarzwurzel-Salat (Seite 30)
Champignons-Auflauf (Seite 31)
Brokkoli mit Feta (Seite 32)
Brokkoli im Wok (Seite 33)
Kohlrabi Suppe (Seite 34)
Blumenkohl in Kokos Curry Soße (Seite 35)

Inhaltsverzeichnis

Zucchini mit Champignons (Seite 36)
Rettich-Apfel Salat (Seite 37)
Tofu mit Rettich (Seite 38)
Erdbeeren-Möhren Salat (Seite 39)
Ziegenkäse mit Rettich (Seite 40)
Tomaten-Blumenkohl Curry (Seite 41)
Auberginen in Tomaten-Soße (Seite 42)
Gefüllte Tomaten mit Champignons (Seite 43)
Tomaten mit Tofu überbacken (Seite 44)
Eingelegte Tomaten (Seite 45)
Tomatenmus (Seite 46)
Äpfeln mit Rote Bete (Seite 47)
Rote Bete mit Hüttenkäse (Seite 48)
Rote Bete Carpaccio (Seite 49)
Linsen mit Rote Bete (Seite 50)
Paprika Lasagne mit Zucchini (Seite 51)
Spinat mit Käse überbacken (Seite 52)
Spinat mit Champignons (Seite 53)
Feta-Muffins mit Tomaten (Seite 54
Mangold-Blumenkohl & Erdnuss-Soße (Seite 55)

Räuchertofu-Bratlinge mit Frischkäse

Zutaten:

- 1 große Dose Sauerkraut
- 300 g Räuchertofu
- 2 Zwiebeln
- 4 Eier
- 4 EL Frischkäse
- 150 g saure Sahne
- 2 TL Zitronensaft
- 5 EL Olivenöl
- 1 TL gemahlener Koriander
- ½ TL gemahlener Kreuzkümmel
- ½ TL Currypulver
- ½ TL Paprikapulver
- 2 – 3 Prisen Chillipulver (Schärfe 7 – 8)
- ½ TL Salz
- 3 Prisen Pfeffer
- 2 EL frischer Schnittlauch

Zubereitung: Das Sauerkraut gut ausdrücken und klein schneiden. Den Räuchertofu mit einer Gabel zerdrücken. Zwiebeln schälen und in kleine Würfel schneiden. Sauerkraut, Tofu und Zwiebeln in einer Schüssel mischen und die Eier, saure Sahne, Frischkäse, Kreuzkümmel, Koriander, Paprikapulver, Chillipulver und Currypulver zufügen. Mit Salz, Pfeffer und Zitronensaft abschmecken. Bratlinge formen. Eine große Pfanne heiß werden lassen, das Olivenöl hinzu geben und die Bratlinge von beiden Seiten mehrere Minuten anbraten. Schnittlauch in kleine Stifte schneiden und über die Bratlinge streuen.

Low Carb Brot mit Käse gebacken

Zutaten:
- 4 Scheiben Low Carb Brot
- 4 Scheiben Käse
- 2 Eier
- 200 ml flüssige Sahne
- 1 EL Zitronensaft
- 1 Prise Muskatnuss
- 2 Prisen Zimt
- 1 TL Paprikapulver (süß)
- 1 TL Senf (süß)
- ½ TL Tomatenmark
- ½ TL schwarzer gemahlener Sesam
- 2 – 3 Prisen Pfeffer
- 1 TL Salz
- 4 EL Olivenöl
- 3 EL frische Petersilie

Zubereitung: Die Eier in einem hohen Gefäß mit der Sahne und dem Zitronensaft und den Gewürzen und dem Tomatenmark verquirlen. Brot darin einweichen, bis es vollgesogen ist. Eine hohe Pfanne heiß werden lassen, das Olivenöl hinzufügen und das vollgesogene Brot hinein legen. Von beiden Seiten knusprig ausbacken. Vorsichtig das Brot wenden. Die Käsescheiben auf die Brotscheiben legen und die Brathitze etwas reduzieren. Den Käse in der Pfanne langsam auf den Brotscheiben schmelzen lassen. Brotscheiben auf die Teller legen und mit der Petersilie dekorieren.

Schwarzwurzeln mit Radieschen in Joghurt

Zutaten:

- 1 großes Glas fertige Schwarzwurzelstifte
- 1 Bund Radieschen
- 3 Knoblauchzehen
- 3 EL frischen Schnittlauch
- 200 g Joghurt
- 100 g flüssige Sahne
- 2 EL Zitronensaft
- 1 TL Salz
- 2 – 3 Prisen Pfeffer
- 2 Prisen Zimt
- ½ TL schwarzer gemahlener Sesam
- 2 EL Olivenöl

Zubereitung: Schwarzwurzeln in einem Sieb abtropfen lassen und zur Seite stellen. Radieschen putzen, waschen und in kleine Würfel schneiden. Knoblauchzehen schälen und zerdrücken. Den Schnittlauch in kleine Röllchen schneiden. Alles (ohne die Schwarzwurzeln) zusammen mit dem Joghurt, Sahne und Zitronensaft in einer Schüssel verrühren. Die Masse zusammen mit den Gewürzen verrühren und zugedeckt im Kühlschrank zirka 30 Minuten ziehen lassen. Nach den 30 Minuten das Olivenöl hinzu geben und wieder mischen.

Schnittlauch-Feta-Schnitzel

Zutaten:

- 600 g Fetakäse
- 4 EL frischen Schnittlauch
- 1 kleine Zwiebel
- 4 Eier
- 4 EL gemahlene Mandeln
- 1 gehäufter EL Eiweißpulver (neutral)
- ½ TL Chillipulver
- 1 TL Paprikapulver (süß)
- 2 – 3 Prisen Salz
- 2 – 3 Prisen Pfeffer
- 1 Prise Zimt
- ½ TL gemahlener Ingwer
- 3 EL Olivenöl

Zubereitung: Eier in einer Schüssel mit den Gewürzen (ohne den Schnittlauch) verquirlen. Zwiebel schälen, sehr fein schneiden und zu dem Ei geben. Eiweißmehl und die gemahlenen Mandeln in eine zweite Schüssel geben. Den Fetakäse zuerst im Ei, dann in dem Eiweiß/Mandelmehl wälzen. Pfanne heiß werden lassen und das Olivenöl hinzu geben. Den Fetakäse in der Pfanne von beiden Seiten vorsichtig goldgelb backen. Mit den Schnittlauchröllchen bestreuen.

Lauch-Kohlrabi-Ragout

Zutaten:

- 2 Stangen Lauch
- 2 kleine Kohlrabis
- 2 Knoblauchzehen
- 4 EL frische Kräuter
- 6 EL Frischkäse
- 2 EL Crème fraîche
- 1 EL Zitronensaft
- 1 EL gemahlene Mandeln
- 1 EL Eiweißpulver (neutral)
- 350 ml Gemüsebrühe
- ½ TL Chillipulver
- ½ TL Currypulver
- 1 TL Salz
- 3 Prisen Pfeffer
- 3 EL Olivenöl

Zubereitung: Von den Kohlrabis die großen Blätter entfernen und die Kohlrabis schälen. In kleine Würfel schneiden. Den Lauch waschen, putzen und in Ringe schneiden. Knoblauchzehen schälen und fein hacken. Die frischen Kräuter klein hacken und zur Seite stellen. Pfanne heiß werden lassen und das Olivenöl hinzu geben. Lauch, Knoblauch und die gewürfelten Kohlrabis zufügen. Mit dem Eiweiß- und Mandelmehl bestäuben und kurz anbraten. Gemüsebrühe und Kräuter zufügen, aufkochen und bei schwacher Hitze zirka 15 Minuten köcheln. Den Herd ausschalten, den Frischkäse und Crème fraîche unterheben. Mit den Gewürzen und dem Zitronensaft würzen. Zirka 8 Minuten ziehen lassen.

Spitzkohl mit Fetakäse und Kräuter

Zutaten:

- 1 Spitzkohl
- 1 rote Paprika
- 1 gelbe Paprika
- 1 große Dose Tomaten
- 300 g Fetakäse
- 3 EL frische Kräuter
- 3 EL süße Sahne
- 3 EL Naturjohgurt
- 2 EL Zitronensaft
- ½ TL Chillipulver
- 1 g Safran (1 g Gewürz passt auf 120 ml Flüssigkeit)
- ½ TL Currypulver
- ½ TL gemahlener Kreuzkümmel
- ½ TL Persisches Blausalz (es geht auch normales Salz)
- 3 Prisen Pfeffer
- 4 EL Olivenöl

Zubereitung: Spitzkohl waschen und in feine Streifen schneiden. Paprikas schälen, Kerngehäuse entfernen und in Würfel schneiden. Tomaten in einem Sieb abtropfen lassen. Fetakäse zerbröckeln. Kräuter klein hacken und zur Seite stellen. Pfanne heiß werden lassen, das Olivenöl hinzu geben. Den Spitzkohl zirka 20 Minuten dünsten, bis er weich ist. Paprika, Tomaten, saure Sahne, Joghurt und den Zitronensaft unterheben und mit den Gewürzen abschmecken. Fetakäse zufügen und vorsichtig ein paar Minuten mitschmoren lassen. Mit den Kräutern bestreuen.

Brokkoli mit Kräutern und Nüssen

Zutaten:

- 2 Brokkoli
- 2 Zwiebeln
- 3 Knoblauchzehen
- 1 rote Paprika, 1 grüne Paprika
- 350 ml Gemüsebrühe
- 100 g gemischte Nüsse
- 2 EL frische Kräuter
- 4 EL flüssige Sahne
- 1 EL Naturjoghurt
- 1 EL Zitronensaft
- 1 TL Chillipulver
- 1 TL Paprikapulver (süß)
- ½ TL Salz, 1 TL Salz für das Kochwasser
- 3 Prisen Pfeffer
- 4 EL Olivenöl

Zubereitung: Nüsse grob hacken und ohne Fett in einer Pfanne rösten und zur Seite stellen. Frische Kräuter hacken und zur Seite stellen. Den Brokkoli in kleine Röschen teilen und die harte Haut der Stiele entfernen. Zwiebeln schälen und in Ringe schneiden. Paprika schälen, Kerngehäuse entfernen und in Spalten schneiden. Knoblauchzehen schälen und fein hacken. In einem großen Topf Wasser zum Kochen bringen und 1 TL Salz hinzu geben. Allgemein: Das Gemüse sollte immer knapp mit Wasser bedeckt sein. Auf mittlerer Stufe kochen. Gemüsebrühe dazu geben und den Brokkoli zirka 12 Minuten garen. Die Pfanne heiß werden lassen und das Olivenöl hinzu geben. Brokkoli, Knoblauch, Zwiebeln und Paprika zufügen, andünsten, mit Sahne und dem Zitronensaft ablöschen. Zirka 10 Minuten köcheln lassen. Mit den Gewürzen abschmecken. Auf Tellern servieren, Nüsse und Kräuter darüber geben.

Gurken-Pfanne mit Joghurt

Zutaten:

- 2 Salatgurken
- 2 Kohlrabis
- 4 EL Schnittlauch
- 5 EL saure Sahne
- 2 EL Naturjoghurt
- 200 ml Gemüsebrühe
- 2 EL Zitronensaft
- ½ TL schwarzer Sesam
- ½ TL Chilli
- ½ TL Paprikapulver (süß)
- ½ TL Currypulver
- 1 TL Salz
- 1 Prise Zimt
- 3 Prisen Pfeffer
- 3 EL Olivenöl

Zubereitung: Von den Kohlrabis die großen Blätter entfernen und die Kohlrabis waschen/schälen, in kleine Würfel schneiden. Die Gurken schälen, Kerne entfernen und in Spalten schneiden. Pfanne heiß werden lassen und das Olivenöl hinzufügen. Die Kohlrabis darin kurz anschwitzen. Gemüsebrühe zufügen, aufkochen lassen und bei schwacher Hitze zirka 15 Minuten köcheln lassen. Schnittlauch in kleine Stifte schneiden. Gurken, Schnittlauch, Sahne, Joghurt und den Zitronensaft zufügen, mit den Gewürzen abschmecken. Weitere 10 Minuten schmoren lassen.

Gemüse-Quark-Auflauf

Zutaten und Zubereitung: Für die Gemüsemischung: 2 große Möhren und ½ Blumenkohl, Möhren und Blumenkohl putzen und klein würfeln. Im Salzwasser (1 TL Salz) zirka 10 Minuten garen.

Zutaten:

- Gemüsemischung (wie oben zubereitet)
- 2 Zwiebeln und 2 Knoblauchzehen
- 2 Eier
- 3 EL gemahlene Haselnüsse
- 150 g geriebener Käse und 250 g Speisequark
- 4 EL Joghurt, 3 TL Zitronensaft
- 1 TL Johannisbrotkernmehl
- 2 EL Butter
- 2 EL Olivenöl
- 1 TL Persisches Salz
- 3 Prisen Pfeffer
- 3 Prisen Chilli gemahlen
- 2 EL Minze zerhackt

Zubereitung: Gemüse wie beschrieben zubereiten. Zwiebeln und Knoblauchzehen schälen und fein hacken. Pfanne heiß werden lassen und das Olivenöl hinzu geben. Zwiebeln, Knoblauch und das Gemüse zufügen. Alles mit den Gewürzen andünsten. Die Eier trennen. (Eiweiß zur Seite stellen). Das Eigelb, Quark, Joghurt, Johannisbrotkernmehl und den Zitronensaft mit einander verrühren. Eiweiß steif schlagen und vorsichtig unter die Ei-Quarkmasse geben. Auflaufform mit Butter auspinseln und mit den Haselnüssen bestreuen. Gemüse zufügen, Quarkmischung darauf verteilen und mit Käse bestreuen. Im vorgeheizten Backofen bei 160 Grad zirka 40 Minuten überbacken. Zirka nach 20 Minuten mit Alufolie abdecken. Die Minze zum Schluss auf der Quarkmischung verteilen.

Feta-Rucola-Salat mit Erdbeeren

Zutaten:

- 300 g Rucola
- 250 g frische Erdbeeren
- 3 EL Pinienkerne
- 8 Cocktailtomaten
- 1 Möhre
- 2 kleine Zwiebeln
- 3 EL frische Kräuter
- 300 g Fetakäse
- 100 g Frischkäse
- 2 EL Zitronensaft
- 2 EL Natur-Joghurt
- 1 TL Salz
- ½ TL Chillipulver
- 2 Prisen Pfeffer
- 2 EL Olivenöl

Zubereitung: Erdbeeren waschen, vierteln und zur Seite stellen. Pinienkerne ohne Fett in einem Topf rösten und zur Seite stellen. Kräuter waschen, klein hacken und zur Seite stellen. Rucola waschen und etwas kleiner zupfen. Möhre waschen, schälen und fein raspeln. Zwiebeln schälen und in feine Ringe schneiden. Cocktailtomaten waschen und vierteln. Fetakäse in Würfel schneiden. Frischkäse, Joghurt, Olivenöl und den Zitronensaft cremig rühren. Mit Salz, Chillipulver und Pfeffer würzen. Alle Zutaten in einer Schüssel vermischen. Die frischen Kräuter, Erdbeeren und die Pinienkerne darüber streuen.

Sellerie-Salat mit Erdbeeren

Zutaten:

- 1 großes Glas Sellerie
- 600 g frische Erdbeeren
- 1 Stange Lauch
- ½ Zwiebel
- 2 Möhren
- 1 Apfel
- 2 EL Zitronensaft
- 4 EL Crème fraîche
- 4 EL Naturjoghurt
- 1 EL flüssige Sahne
- ½ TL Salz
- ½ TL Chillipulver
- ½ TL Paprikapulver (süß)
- 3 Prisen Pfeffer
- 1 EL Olivenöl

Zubereitung: Erdbeeren waschen, vierteln und zur Seite stellen. Lauch waschen, putzen und in dünne Ringe schneiden. Apfel waschen, vierteln, Kerngehäuse entfernen und in Würfel schneiden. Sellerie (im Glas) in einem Sieb abtropfen lassen. Möhren waschen, schälen und fein raspeln. Zwiebel waschen, schälen und in feine Ringe schneiden. Sahne, Joghurt, Crème fraîche, Olivenöl, Zitronensaft und alle Gewürze miteinander verrühren. Gemüse und Soße (ohne die Erdbeeren) gut miteinander vermischen und im Kühlschrank zirka 1 Stunde ziehen lassen. Erst bei Verzehr die Erdbeeren darüber geben.

Schwarzwurzel-Salat mit Berberitze

Zutaten:

- 1 großes Glas fertige Schwarzwurzelstifte
- 250 g frische Berberitze (oder Preiselbeeren)
- 1 rote Paprika
- 1 grüne Paprika
- 1 Zwiebel
- 3 EL gehackte Kräuter
- 200 g geriebener Käse
- 2 EL Mandelstifte
- 1 TL Senf (süß)
- 3 EL Zitronensaft
- 3 EL flüssige Sahne
- 1 TL Salz
- ½ TL Chillipulver, ½ TL Currypulver, 3 Prisen Pfeffer

Zubereitung: Schwarzwurzeln in einem Sieb abtropfen lassen und zur Seite stellen. Paprikas schälen, Kerngehäuse entfernen und in Streifen schneiden. Zwiebel schälen und in Ringe schneiden. Kräuter waschen und klein hacken. Gemüse, Kräuter, Käse und Mandelstifte in einer Schüssel vermischen. Aus der Sahne, Senf, Zitronensaft, Olivenöl und Gewürzen ein Dressing herstellen und über den Salat geben. Alles miteinander durchmischen. Zirka 1 Stunde im Kühlschrank durchziehen lassen. Erst bei Verzehr die Berberitze (oder Preisebeeren) darüber geben.

Erklärung zur Berberitze: Die Berberitze kommt in West-, Mittel- und Südeuropa vor und NUR die Beeren sind essbar. Ansonsten ist die ganze Pflanze und die Wurzel giftig. Der Alkaloid-Gehalt von zirka 15% ist in der Wurzelrinde am größten. Die roten Früchte der Berberitze sind weitgehend frei von Berberin und Berbamin. Sie haben viele Vitamine und schmecken säuerlich. Traditionell werden sie in Europa verwendet. Die Berberitze wird traditionell für Konfitüren genutzt, auch gerne zum Müsli gegessen und in orientalischen Ländern zum Kochen verwendet.

Auberginen-Türmchen im Backofen

Zutaten:

- 2 Auberginen
- 2 kleine Möhren
- 2 Knoblauchzehen
- 1 kleine Zwiebel
- 2 Tomaten
- 350 g Fetakäse
- 3 EL frische Kräuter
- 1 Prise Zimt
- ½ TL Chillipulver
- ½ TL Ingwerpulver
- ½ TL schwarzer Sesam
- 1 TL Salz
- 3 Prisen Pfeffer
- 3 EL Olivenöl
- 2 EL Zitronensaft

Zubereitung: Frische Kräuter waschen, klein hacken und zu Seite stellen. Zwiebel und Knoblauchzehen schälen, Zwiebel klein würfeln und Knoblauch fein hacken. Möhren waschen, schälen und klein würfeln. Knoblauchzehen schälen und fein hacken. Tomaten waschen und in dünne Scheiben schneiden. Fetakäse in Scheiben schneiden. Aubergine waschen und in zirka 2 cm dicke Scheiben schneiden. Auberginen auf ein mit Backpapier ausgelegtes Backblech legen und den fein gehackten Knoblauch darauf verteilen. Die Gewürze mit Olivenöl und dem Zitronensaft vermischen und darüber träufeln. Die Tomatenscheiben auf die Auberginen legen und die Kräuter darauf verteilen. Feta-Scheiben darauf verteilen und im vorgeheizten Backofen bei 170 Grad zirka 20 Minuten überbacken.

Fetakäse mit Blumenkohl

Zutaten:

- 1 kleiner Blumenkohl
- 1 Dose Champignons
- 200 g Fetakäse
- 4 EL gehackte Walnüsse
- 200 ml flüssige Sahne
- 4 EL Crème fraîche
- 2 EL Naturjoghurt
- 1 EL Zitronensaft
- 1 TL Chillipulver
- ½ TL Salz
- 1 TL Salz für das Kochwasser
- 3 Prisen Pfeffer
- 3 EL Olivenöl

Zubereitung: Blumenkohl waschen und in Röschen zerteilen. Die Blumenkohlröschen im Salzwasser (1 TL Salz) zirka 8 Minuten garen, abschütten und zur Seite stellen. Champignons in einem Sieb abtropfen lassen. Bergkäse würfeln. Pfanne heiß werden lassen und das Olivenöl hinzu geben. Champignons, Sahne und Crème fraîche, Naturjoghurt und den Zitronensaft zufügen und ganz kurz (zirka 2 Minuten) aufkochen lassen. Die Blumenkohlröschen, Bergkäse und den Gewürzen zu den Champignons geben und mit geschlossenem Deckel etwas schmelzen lassen (zirka 3 Minuten). Mit gehackten Walnüssen bestreut servieren.

Spinat-Curry

Zutaten:

- ❖ 1 großes Glas Schwarzwurzeln
- ❖ 400 g TK-Blattspinat
- ❖ 1 kleine Zwiebel
- ❖ 3 Knoblauchzehen
- ❖ 300 ml flüssige Sahne
- ❖ 2 EL Zitronensaft
- ❖ ½ TL Chillipulver
- ❖ ½ TL Ingwerpulver
- ❖ ½ Paprikapulver (süß)
- ❖ 1 TL Currypulver
- ❖ 1 TL Salz
- ❖ 3 Prisen Pfeffer
- ❖ 3 EL Olivenöl

Zubereitung: Schwarzwurzeln in einem Sieb abtropfen lassen und zur Seite stellen. Spinat auftauen und in einem Sieb abtropfen lassen. Zwiebel und Knoblauchzehen schälen und fein hacken. Pfanne heiß werden lassen und das Olivenöl hinzu geben. Zwiebel und Knoblauch zufügen, mit Currypulver bestäuben und anschwitzen. Spinat und Schwarzwurzeln zufügen. Mit Sahne und dem Zitronensaft ablöschen und kurz aufkochen lassen. Bei schwacher Hitze zirka 8 Minuten köcheln lassen. Vor dem Servieren mit Salz, Pfeffer, Chilli und Ingwer abschmecken.

Champignons-Pfanne

Zutaten:

- 1 großes Glas Champignons (zirka 750 g) oder FRISCH
- 4 Stangen Lauch
- 4 EL gehackte frische Kräuter
- 200 ml Weißwein
- 250 ml Sahne
- 3 EL Zitronensaft
- 250 g geriebener Käse
- ½ TL Chillipulver
- ½ TL Paprikapulver
- ½ TL Currypulver
- 1 TL Salz
- 3 Prisen Pfeffer
- 3 EL Olivenöl

Zubereitung: Den Lauch waschen, putzen und in dünne Ringe schneiden. Die Kräuter waschen und klein hacken. Die Champignons in einem Sieb abtropfen lassen. Pfanne heiß werden lassen und das Olivenöl hinzu geben. Den Lauch und die Pfifferlinge darin zirka 3 Minuten anbraten. Mit Sahne und Weißwein ablöschen. 2 Minuten aufkochen lassen und bei schwacher Hitze zirka 3 Minuten köcheln lassen. Kräuter, Zitronensaft, Gewürze und den Käse zufügen und unter Rühren so lange köcheln lassen, bis der Käse zerlaufen ist.

Sauer eingelegtes Gemüse

Zutaten:

- 200 g Rettich
- 1 große Möhre
- 2 Salatgurken
- 100 g Fenchel
- 1 Lauchzwiebel
- 1 Zitrone
- 1 EL Fenchelsamen
- 1 TL Koriandersamen
- 1 Zimtstange
- 300 ml Weißweinessig
- ½ EL Streusüße
- 100 g grüne Oliven
- 1 EL Salz

Zubereitung: Rettich, Möhre, Salatgurken, Fenchel und Lauchzwiebel putzen und waschen und in dünne Scheiben schneiden. Gemüse in der Schüssel mit 1 EL Salz mischen, zirka 40 Minuten ziehen lassen. Das Gemüse in ein Sieb geben und mit kaltem Wasser abspülen, gut abtropfen lassen. Zitronenschale mit einem Messer dünn abschälen und die Frucht auspressen. Fenchelsamen, Koriandersamen und Zimt im Mörser zerdrücken. Zitronenschale, den Saft, Weißweinessig, Gewürze, und Streusüße mischen. Das Gemüse mit den Oliven in ein großes, steriles Einmachglas füllen, mit Essigmischung übergießen. Abgedeckt 4 Stunden in den Kühlschrank stellen. Das Glas hält sich gekühlt 3 – 4 Tage.

Möhren-Joghurt Suppe

Zutaten:

- 1 Zucchini
- 1 kleine Möhre
- 1 gelbe Paprika
- 1 kleine Zwiebel
- 1 Knoblauchzehe
- 1 EL Zitronensaft
- 400 g Joghurt
- 400 ml Gemüsebrühe
- 2 Eier
- 2 EL Olivenöl
- ½ TL Salz
- 3 – 4 Prisen Pfeffer
- 2 EL Kräuter

Zubereitung: Paprika, Möhre, Zucchini putzen, waschen und würfeln. Knoblauchzehe, Zwiebel schälen und sehr klein würfeln. Paprika, Möhre, Zucchini, Zwiebel in Olivenöl andünsten. Zum Schluss den Knoblauch dazu geben. Den Joghurt mit der Brühe und den Eiern im Topf verquirlen und unter ständigem Rühren heiß werden lassen (nicht kochen). Den Topf vom Herd nehmen und mit Salz und Pfeffer abschmecken. Die Joghurtsuppe mit einem Stabmixer aufschäumen und das Gemüse in die Suppe geben, mit den frischen Kräutern bestreuen.

Zwiebelkuchen mit Hüttenkäse

Zutaten:

- 400 g Hüttenkäse
- 3 Eier
- 50 g Parmesan-Käse
- 70 g geriebener Gouda
- 2 große Zwiebeln
- 3 EL Schnittlauch
- ½ TL Salz
- 3 – 4 Prisen Pfeffer
- 2 – 3 EL flüssige Sahne
- 2 EL Zitronensaft
- 1 – 2 EL Olivenöl

Zubereitung: Zwiebel schälen und in Würfel schneiden. Pfanne heiß werden lassen, das Öl hinzu geben und die Zwiebel leicht andünsten. Mit einem Mixstab den Hüttenkäse mit den Eiern glatt rühren, Zwiebeln, Parmesan- und Gouda-Käse, Schnittlauch, Sahne, Zitronensaft und Gewürze darunter mischen und glatt rühren. Die Masse in eine Ofenform füllen und bei 160 Grad zirka 50 Minuten backen.

Zwiebelsuppe

Zutaten:

- 2 große Zwiebeln
- 750 ml Gemüsebrühe
- 3 EL Olivenöl
- ¼ L Weißwein
- 1 TL Salz
- 2 – 3 Prisen Pfeffer
- 150 g geriebener Gouda

Zubereitung: Zwiebeln schälen, klein würfeln, in der Pfanne mit dem Olivenöl dünsten, Gemüsebrühe, Wein und Gewürze hinzugeben (ohne Gouda) und zirka 15 Minuten leicht köcheln. Mit dem Gouda überstreuen.

Äpfeln in Joghurt mit Low Carb-Brot

Zutaten:

- 1 große Gemüsezwiebel
- 4 Äpfel
- 200 g Naturjoghurt
- 4 – 5 El Mayonnaise
- 1 Prise Salz
- 2 Prisen Pfeffer
- 1 EL Zitronensaft
- 1 EL Olivenöl

Zubereitung: Das Gericht muss 6 Stunden im Kühlschrank ruhen! Zwiebel schälen, in dünne Scheiben schneiden, Äpfel schälen, vierteln, in dünne Streifen schneiden. In einer Schüssel den Joghurt, die Mayonnaise, Zitronensaft, Olivenöl und die Gewürze vermischen. Dann die Zwiebeln und Äpfel untermischen. Dazu reicht man Low Carb Brot.

Orangen-Zwiebel Salat

Zutaten:

- 2 Orangen
- 1 große Gemüsezwiebel
- 1 Apfel
- 3 EL Schnittlauch
- 2 – 3 Prisen Salz
- 2 – 3 Prisen Pfeffer
- 2 Prisen Zimt
- 3 EL Olivenöl
- 100 g Feldsalat

Zubereitung: Feldsalat waschen und auf 2 Tellern verteilen. Zwiebel schälen, in kleine Würfel schneiden. Apfel schälen, in kleine Würfel schneiden. Pfanne heiß werden lassen, das Öl dazu geben und die Zwiebel glasig werden lassen. Den Apfel dazu geben, mit den Gewürzen und Kräutern würzen. Zirka 5 Minuten dünsten. Orange schälen, klein würfeln und in die Pfanne geben, kurz umrühren und auf dem Salat verteilen.

Käseauflauf

Zutaten:

- 1 kleine Gemüsezwiebel
- 1 großer Apfel
- 4 Eier
- 300 g geriebenen Emmentaler-Käse
- 1 großes Glas Schwarzwurzeln
- 2 EL Zitronensaft
- ½ TL Salz
- ½ TL Pfeffer
- 4 – 5 EL flüssige Sahne
- 2 EL Olivenöl
- 2 – 3 Prisen Muskatnuss

Zubereitung: Zwiebel schälen, in kleine Würfel schneiden und in der heißen Pfanne mit dem Öl kurz anschwitzen. Äpfel schälen und in kleine Würfel schneiden, in die Pfanne geben. Mit der Sahne ablöschen, Soße etwas einköcheln lassen. Mit den Gewürzen und dem Zitronensaft würzen. Aus den 4 Eiern ein Rührei zubereiten. Schwarzwurzeln abgießen, abtropfen lassen und in eine Auflaufform geben. Die Zwiebel-Apfel-Soße aus der Pfanne darüber gießen und das Rührei darauf verteilen. Den Käse darauf verteilen und zirka 30 Minuten bei 180 Grad im Ofen backen.

Harzer-Roller mit Schmand

Zutaten:

- 1 großer Harzer Roller
- 1 kleine Gemüsezwiebel
- 1 großer Apfel
- 100 g Walnüsse
- 2 Becher Schmand
- 2 EL Schnittlauch
- ½ TL Salz
- 3 – 4 Prisen Pfeffer
- 2 EL Zitronensaft

Zubereitung: Zwiebel schälen und klein würfeln, Nüsse in kleine Würfel hacken. Apfel in kleine Würfel schneiden, den Käse in grobe Würfel schneiden. Alles mit dem Schmand, Schnittlauch, Zitronensaft und Gewürze mischen. 2 Stunden im Kühlschrank durchziehen lassen.

Brokkoli-Schwarzwurzel-Salat

Zutaten:

- 1 großes Glas Schwarzwurzeln
- 1 großer Brokkoli
- 2 große Möhren
- 750 ml Gemüsebrühe
- 6 EL Parmesan-Käse
- 2 EL Zitronensaft
- 2 – 3 Prisen Pfeffer
- 2 EL Olivenöl

Zubereitung: Gemüsebrühe zubereiten. Brokkoli, Möhren waschen in Würfel schneiden und für zirka 8 Minuten zu der Gemüsebrühe geben. Schwarzwurzeln abtropfen lassen und in eine Schüssel geben. Von der Gemüsebrühe zirka eine Tasse darüber geben. Abgetropfter Brokkoli und die Möhren dazu geben und den Parmesan Käse untermischen. Mit Zitronensaft, Olivenöl und Pfeffer abschmecken.

Champignons-Auflauf

Zutaten:

- 2 kleine Brokkoli
- 1 kleine Gemüsezwiebel
- 2 kleine Möhren
- 400 g Champignons
- 200 ml flüssige Sahne
- 200 g Crème fraîche
- 200 g geriebener Käse
- 2 EL Zitronensaft
- 2 EL Olivenöl
- ½ TL Salz
- ½ TL Pfeffer

Zubereitung: Brokkoli waschen, in kleine Rösschen schneiden und in die Auflaufform geben. Zwiebel und Möhren schälen, in kleine Würfel schneiden und in der Pfanne mit dem Öl kurz andünsten, mit dem Öl über den Brokkoli geben. Pilze putzen, in dünne Scheiben schneiden und über den Brokkoli geben. Crème fraîche, Sahne, Gewürze und den Zitronensaft mischen und zu der Brokkoli-Masse geben. Mit dem Käse bestreuen und im Ofen zirka 45 Minuten bei 180 Grad backen.

Brokkoli mit Feta

Zutaten:

- ❖ 2 große Brokkoli
- ❖ 250 g Feta-Käse
- ❖ 250 g Kirschtomaten
- ❖ 1 Zwiebel
- ❖ 2 EL Zitronensaft
- ❖ 5 EL flüssige Sahne
- ❖ ½ TL Salz
- ❖ ½ TL Chilipulver

Zubereitung: Brokkoli im kochenden Wasser zirka 8 Minuten garen. In die Auflaufform geben. Kirschtomaten halbieren, darauf verteilen. Mit Salz und Chilipulver würzen. Zwiebel schälen und in dünne Ringe schneiden, auf die Tomaten geben. Feta-Käse in schmale Streifen schneiden und darauf legen. Mit dem Zitronensaft und der Sahne beträufeln. Im Ofen bei 180 Grad zirka 25 Minuten überbacken.

Brokkoli im Wok

Zutaten:

- 2 große Brokkoli
- 2 große rote Paprikaschoten
- 1 kleine Zwiebel
- 1 Orange
- 150 g Walnüsse
- 200 ml Gemüsebrühe
- ½ TL Salz
- 2 Prisen Pfeffer
- 3 EL Olivenöl
- 2 – 3 Prisen Ingwerpulver
- ½ TL Chilipulver

Zubereitung: Brokkoli waschen, putzen und in Röschen teilen, Paprikaschoten und Zwiebel putzen und in dünne Streifen schneiden. Die Orange auspressen. Walnüsse hacken. Ein großer Wok heiß werden lassen, Öl hinzu geben und den Brokkoli, Paprika und Zwiebel zirka 8 Minuten garen. Gewürze, Walnüsse, Gemüsebrühe und den Orangensaft hinzugeben und 3 Minuten mit garen.

Kohlrabi Suppe

Zutaten:

- 3 Kohlrabi
- 2 Möhren
- 1 Stange Porree
- 1 Liter Gemüsebrühe
- 200 g geriebener Käse
- 200 ml flüssige Sahne
- 2 EL Zitronensaft
- ½ TL Salz
- ½ TL Chilipulver
- 2 EL Schnittlauch

Zubereitung: Kohlrabi, Möhren, Porree waschen und in kleine Stücke schneiden. In der Gemüsebrühe zirka 20 Minuten garen. Die restlichen Zutaten (ohne Schnittlauch) hinzugeben und vorsichtig zu einem Brei stampfen. Suppe in die Teller geben und mit Schnittlauch bestreuen.

Blumenkohl in Kokos Curry Soße

Zutaten:

- 1 großer Blumenkohl
- 1 Gemüsezwiebel
- 2 Möhren
- 200 g Champignons
- 150 ml Kokosmilch (ungesüßt)
- 150 ml Gemüsebrühe
- 2 EL Zitronensaft
- 3 EL Crème fraîche
- 2 TL Currypulver
- ½ TL Salz
- 3 – 4 Prisen Pfeffer
- 2 – 3 EL Olivenöl

Zubereitung: Zwiebel waschen, schälen und klein würfeln. Blumenkohl waschen, in Röschen teilen. Möhren schälen, Champignons putzen und in dünne Scheiben schneiden. Pfanne heiß werden lassen, Öl hinzu geben und die Zwiebel und den Curry hinzu geben und kurz anbraten. Blumenkohl und Möhre hinzu geben und zirka 5 Minuten anbraten. Mit Kokosmilch, Gemüsebrühe und Zitronensaft ablöschen und weitere 5 Minuten garen. Champignons und Crème fraîche zugeben und 4 Minuten köcheln. Mit den Gewürzen abschmecken.

Zucchini mit Champignons

Zutaten:

- 1 großer Rettich
- 500 g Champignons
- 1 Zwiebel
- 2 Möhren
- 3 Zucchini
- 3 Knoblauchzehen
- 4 EL Crème fraîche
- 2 EL Schnittlauch
- 4 – 6 EL Olivenöl
- 2 x ½ TL Salz
- 2 x 3 Prisen Pfeffer

Zubereitung: Pilze putzen, Gemüse schälen und alles in Streifen schneiden. Zwiebel waschen, schälen und klein würfeln, Knoblauch, schälen und klein hacken. Pfanne heiß werden lassen, 2 – 3 EL Öl hinzugeben und die Zwiebel anschwitzen. Pilze zugeben und zirka 10 Minuten garen. Crème fraîche und Knoblauch hinzu geben, mit Salz und Pfeffer abschmecken. In einer 2. Pfanne die Gemüsestreifen zirka 10 Minuten garen, mit Salz und Pfeffer würzen. Gemüse wie ein Nest auf die Teller geben und darauf die Pilz-Masse anrichten. Mit Schnittlauch bestreuen.

Rettich-Apfel Salat

Zutaten:

- 1 großer Rettich
- 2 saure Äpfel
- 1 Möhre
- 1 Becher Naturjoghurt
- 2 EL Zitronensaft
- 1 EL Honig
- 1 TL Senf
- 2 TL Preiselbeeren
- 4 EL Crème fraîche
- ½ TL Salz
- 2 EL Schnittlauch

Zubereitung: Rettich und Möhre putzen und klein raspeln. Äpfel schälen und in dünne Scheiben schneiden. Alle Zutaten gut mischen und 1 Stunde im Kühlschrank durchziehen lassen. Mit Schnittlauch bestreuen.

Tofu mit Rettich

Zutaten:

- 1 Rettich
- 400 g Tofu
- 100 ml Gemüsebrühe
- 100 ml Weißwein
- 3 EL Sojasoße
- 3 EL Zitronensaft
- 4 EL Olivenöl
- 1 TL frisch geriebener Ingwer
- 4 EL Schnittlauch

Zubereitung: Rettich waschen und in kleine Stücke schneiden. In einer hohen Pfanne mit 2 EL Öl zirka 10 Minuten mit Deckel gar braten. Mit der Gemüsebrühe, Wein, Zitronensaft, Sojasoße ablöschen und mit Ingwer würzen. Tofu in kleine Würfel schneiden. 2. Pfanne heiß werden lassen, 2 EL Öl hinzugeben und die Tofustücke vorsichtig zirka 4 Minuten anbraten. Rettich auf zwei Teller verteilen und die Tofustücke drauf verteilen. Mit Schnittlauch bestreuen.

Erdbeeren-Möhren Salat

Zutaten:

- 2 große Möhren
- 1 Apfel
- 400 g Erdbeeren
- 200 g Heidelbeeren
- 1 kleiner Salat
- 2 EL Zitronensaft
- 1 EL Olivenöl
- 3 – 4 Prisen Salz
- 2 – 3 Prisen Pfeffer
- 1 EL Honig

Zubereitung: Die Erdbeeren und die Heidelbeeren waschen. Erdbeeren je nach Größe vierteln. Apfel und Möhre schälen, raspeln und Gewürze, Öl und Honig sowie Zitronensaft hinzu geben. Salat waschen und in Stücke reißen. Den Blatt-Salat auf zwei Teller aufteilen, Möhren-Salat und die Beeren darauf verteilen.

Ziegenkäse mit Rettich

Zutaten:

- 1 kleiner Rettich
- 200 g Ziegenkäse
- 3 EL Walnüsse
- 2 EL Nussöl
- 2 EL Balsamicoessig
- 2 EL Zitronensaft
- 2 – 3 Prisen Salz
- 1 – 2 Prisen Pfeffer

Zubereitung: Rettich schälen, in dünne Scheiben schneiden und in eine Schüssel geben. Salzen und 2 Stunden ziehen lassen, danach das Wasser abgießen. Ziegenkäse in kleine Würfel schneiden. Walnüsse klein hacken. Mit allen Zutaten (ohne den Käse) zum Rettich geben und alle gut durchmischen, mit Käse garnieren.

Tomaten-Blumenkohl Curry

Zutaten:

- 300 g passierte Tomaten
- 1 Blumenkohl
- 1 kleine Zwiebel
- 2 Knoblauchzehen
- 1 EL Currypulver
- ½ TL Chilipulver
- 1/3 TL Cayennepfeffer
- ½ TL Salz
- ½ TL gemahlener Koriander
- ½ TL Ingwerpulver
- 200 ml Weißwein
- 2 – 3 EL Olivenöl

Zubereitung: Blumenkohl waschen, in kleine Rösschen zerteilen, zirka 10 Minuten im Salzwasser (1 EL Salz) garen. Zwiebel waschen, schälen in kleine Würfel schneiden. Knoblauch schälen sehr fein hacken. Zwiebelstücke mit 2 EL Öl in einer Pfanne glasig braten. Knoblauch und die Gewürze hinzu geben. Mit Weißwein ablöschen. Zirka 5 Minuten köcheln. Tomaten und den fertigen Blumenkohl hinzu geben und zirka 3 Minuten heiß werden lassen.

Auberginen in Tomaten-Soße

Zutaten:

- 300 g passierte Tomaten
- Aubergine
- 1 Blumenkohl
- 2 EL Parmesan-Käse
- 150 ml Gemüsebrühe
- 150 ml Rotwein
- 200 ml flüssige Sahne
- 4 EL gehackte Oliven
- 1 EL getrockneter Oregano
- ½ TL Salz
- ½ TL Chilipulver
- 3 EL Olivenöl

Zubereitung: Blumenkohl waschen, in Rösschen zerteilen. Im Salzwasser (1 EL Salz) zirka 10 Minuten gar kochen. Aubergine in 1,5 cm dicke Würfel schneiden und in der Pfanne mit Öl zirka 8 Minuten anbraten. Mit dem Rotwein ablöschen. Tomaten, Gemüsebrühe, Sahne, Oliven und die Gewürze (ohne den Parmesan) dazugeben und kurz aufkochen. Blumenkohl auf zwei Teller verteilen, Tomatensoße darüber geben und mit Parmesan bestreuen.

Gefüllte Tomaten mit Champignons

Zutaten:

- 6 große Tomaten
- 300 g Champignons
- 200 g Ziegenkäse
- 200 g geriebenen Gouda-Käse
- 2 EL Zitronensaft
- 200 ml flüssige Sahne
- ½ TL Chilipulver
- ½ TL Salz
- 2 – 3 Prisen Pfeffer
- 3 EL Olivenöl

Zubereitung: Tomaten halbieren, das Innere herauslösen, klein schneiden und in eine Auflaufform geben. Pilze mit Öl in der Pfanne zirka 10 Minuten braten, mit dem Ziegenkäse, Zitronensaft, Sahne und den Gewürzen mischen. 1/3 der Masse in die Auflaufform geben, umrühren. Die halbierten Tomaten in die Form setzen und mit der übrigen Masse füllen, mit Gouda bestreuen und zirka 20 Minuten bei 180 Grad Grad überbacken.

Tomaten mit Tofu überbacken

Zutaten:

- 4 große Tomaten
- 300 g Tofu
- 2 rote Paprika
- 1 Zwiebel
- 2 Knoblauchzehen
- 150 g geriebenen Gouda-Käse
- 200 ml flüssige Sahne, 3 EL Zitronensaft
- ½ TL Thymianpulver
- ½ TL Salz
- ½ TL Cayennepfeffer
- 3 EL Olivenöl

Zubereitung: Tomaten waschen, in dicke Scheiben schneiden und in eine Auflaufform legen. Paprika und Zwiebel putzen, in kleine Würfel schneiden und in einer Pfanne mit Öl zirka 8 Minuten braten, danach über die Tomaten geben. Tofu würfeln und dazu geben. Sahne, Zitronensaft mit den Gewürzen mischen und über den Tofu gießen. Mit Gouda bestreuen und im Ofen bei 180 Grad für zirka 30 Minuten backen.

Eingelegte Tomaten

Zutaten:

- 200 g getrocknete Tomaten
- ½ TL Salz
- 2 Knoblauchzehen
- 1 Liter Wasser
- 150 ml Weißwein
- 2 EL Zitronensaft
- 2 EL Essig
- Zirka ½ L Olivenöl
- 3 EL gemischte Kräuter
- ½ TL Chilipulver

Zubereitung: Wein, Essig, Zitronensaft und Wasser aufkochen lassen, die Tomaten zirka 15 Minuten bei wenig Hitze ziehen lassen. Im Sieb gut abtropfen lassen. Öl mit den Gewürzen und Kräuter mischen. Knoblauch schälen, in feine Scheiben schneiden. Tomaten und den Knoblauch in die Einmach-Gläser geben und mit Olivenöl auffüllen. 2 Wochen ziehen lassen.

Tomatenmus

Zutaten:

- 750 g Tomaten
- 1 Zwiebel
- 1 Apfel
- 1 EL Honig
- 2 EL Balsamicoessig
- 2 EL Zitronensaft
- ½ TL Pfeffer
- ½ TL Salz
- ½ TL gemahlene Senfkörner
- 3 EL Kräuter
- 2 EL Olivenöl

Zubereitung: Tomaten waschen, in kleine Stücke schneiden. Apfel schälen, in kleine Stücke schneiden. Zwiebel waschen, schälen, klein würfeln. In einer hohen Pfanne mit dem Öl zirka 30 Minuten köcheln lassen. Die restlichen Zutaten hinzu geben und weitere 10 Minuten köcheln lassen. Zum Aufbewahren in heiß gespülte saubere Flaschen füllen. Sofort verschließen.

Äpfeln mit Rote Bete

Zutaten:

- 350 g Rote Bete Scheiben (Glas)
- 350 g Rucola-Salat
- 1 großer Apfel
- 1 kleine Zwiebel
- 3 EL gehackte Haselnüsse
- 2 EL Balsamicoessig
- 1 EL Zitronensaft
- 2 EL Olivenöl
- ½ TL Salz
- ½ TL Pfeffer

Zubereitung: Rote Bete abtropfen lassen. Apfel schälen, in feine Streifen schneiden. Zwiebel schälen, in feine Ringe schneiden. Alles in eine Schüssel geben. Öl, Essig, Zitronensaft und Gewürze daruber geben und gut durchmischen. Rucola waschen und auf zwei Teller verteilen. Darauf die Rote Bete Mischung aufteilen und mit den Nüssen bestreuen.

Rote Bete mit Hüttenkäse

Zutaten:

- 400 g Rote Bete Scheiben (Glas)
- 2 Äpfel
- 6 EL Hüttenkäse
- 3 EL Zitronensaft
- 2 EL Meerrettich aus dem Glas
- 1 TL Honig
- ½ TL Salz
- 2 – 3 Prisen Pfeffer
- 2 EL Olivenöl

Zubereitung: Rote Bete abtropfen lassen. 1 Apfel in feine Scheiben schneiden. Rote Bete Scheiben und die Scheiben des Apfels auf zwei Tellern verteilen. 1 Apfel grob reiben und mit Hüttenkäse und dem Meerrettich verrühren, auf die Teller verteilen. Den Zitronensaft, Salz, Pfeffer, Honig und Öl mischen und über die Speise träufeln.

Rote Bete Carpaccio

Zutaten:

- 350 g Rote Bete Scheiben (Glas)
- 1 Handvoll Rucola
- 2 Tomaten
- 2 Blätter Salbei
- 3 Knoblauchzehen
- 2 EL Butter
- 3 EL gehackte Walnüsse
- 1 EL Olivenöl
- 2 EL Balsamicoessig
- ½ TL Salz & ½ TL Pfeffer

Zubereitung: Rucola waschen, grob schneiden und auf zwei Teller verteilen. Rote Beete abtropfen lassen, auf dem Salat verteilen, mit Salz und Pfeffer würzen. Knoblauchzehen schälen, in dünne Scheiben schneiden, mit Butter und Öl in der Pfanne zart braten. Salbei in dünne Streifen schneiden und in die Pfanne geben. Tomaten waschen, klein würfeln und zufügen, danach mit Essig ablöschen. Alles auf das Carpaccio verteilen und mit Walnüssen bestreuen.

Linsen mit Rote Bete

Zutaten:

- 200 g Rote Bete (Glas)
- 120 g rote Linsen
- 1 kleiner Kopfsalat
- 3 EL Kokosflocken
- 120 ml Wasser
- 1 EL Zitronensaft
- 1 EL Currypulver
- ½ TL Ingwerpulver
- 2 x ½ TL Salz
- 2 x ½ TL Pfeffer
- 2 – 3 EL Olivenöl

Zubereitung: Salat waschen und in kleine Stücke rupfen, auf 2 Teller platzieren, mit Salz und Pfeffer würzen. Linsen im Wasser zirka 10 Minuten gar kochen. Das Wasser sollte ganz aufgesogen sein. Rote Bete, Kokosflocken, Gewürze und den Zitronensaft dazu geben und mit einem Kartoffelstampfer gut mischen. Aus der Masse kleine Bällchen formen. In einer Pfanne mit dem Öl die Bällchen goldgelb anbraten, auf den Salat geben.

Paprika Lasagne mit Zucchini

Zutaten:

- 3 rote Paprika
- 1 Blumenkohl & 1 TL Salz
- 2 kleine Zucchini
- 1 Zwiebel
- 300 g passierte Tomaten
- 200 g geriebenen Gouda-Käse
- 200 ml flüssige Sahne
- ½ TL Chilipulver
- ½ TL Paprikapulver
- ½ TL Currypulver
- 1 TL Salz
- ½ TL Pfeffer

Zubereitung: Blumenkohl waschen, in kleine Röschen zerteilen, im Salzwasser für zirka 10 Minuten garen, abgetropft in die Auflaufform geben. Paprika waschen, in Würfel schneiden und über die Blumenkohlrösschen geben. Zucchini schälen, waschen, in dicke Scheiben schneiden und in die Form schichten. Zwiebel schälen, in dünne Scheiben schneiden und über die Zucchini legen. Die passierten Tomaten mit der Sahne und den Gewürzen mischen und darüber gießen. Mit Gouda bestreuen. Im Ofen bei 180 Grad für zirka 35 Minuten backen.

Spinat mit Käse überbacken

Zutaten:

- 500 g TK Blattspinat
- 2 Möhren
- 1 Zwiebel
- 2 Knoblauchzehen
- 200 g Schafskäse
- 120 g geriebenen Gouda-Käse
- 2 EL Zitronensaft
- 150 g Crème fraîche
- ½ TL Salz & 2 – 3 Prisen Pfeffer
- 3 EL Olivenöl

Zubereitung: Zwiebel und Knoblauch schälen, Zwiebel in Würfel und Knoblauch in dünne Scheiben schneiden. Möhren schälen und ebenfalls in feine Scheiben schneiden. Möhren, Zwiebel, Knoblauch im Öl andünsten, den Spinat hinzufügen, alles würzen. Langsam fertig garen, danach in eine Auflaufform schichten, den Schafskäse dazwischen legen und Crème fraîche, Zitronensaft und Gouda darüber geben. Bei 180 Grad für zirka 25 Minuten backen.

Spinat mit Champignons

Zutaten:

- 400 g Champignons
- 500 g TK Blattspinat
- 1 Zwiebel
- 250 g Frischkäse
- 2 EL Zitronensaft
- 200 ml flüssige Sahne
- 2 – 3 EL Olivenöl
- ½ TL Salz
- ½ TL Chilipulver

Zubereitung: Zwiebel schälen, klein würfeln und mit Öl in einer Pfanne anschwitzen. Den Spinat dazu geben und für kurze Zeit mitanschwitzen. Pilze putzen, in dicke Scheiben schneiden und in einer 2. Pfanne mit Öl braten. Mit Chilipulver und Salz würzen, dann Zitronensaft, Frischkäse und Sahne unterrühren. Den Spinat auf zwei Teller geben und die Pilze darauf verteilen.

Feta-Muffins mit Tomaten

Zutaten:

- 200 g TK Spinat
- 100 g Feta
- 4 Tomaten
- 2 TL Backpulver
- 3 – 4 EL Eiweißpulver
- 2 Eier
- 2 EL Olivenöl
- 100 ml flüssige Sahne
- 1 TL Salz
- 2 – 3 Prisen Pfeffer

Zubereitung: Spinat auftauen lassen. Tomaten waschen, in Scheiben schneiden, mit Salz und Pfeffer würzen, zur Seite legen. Feta in kleine Stücke schneiden. Eiweißpulver mit Backpulver, Salz und Pfeffer mischen. Eier mit Öl und Sahne verquirlen. Spinat, Eiweißpulvermischung und die Eiermischung zusammen rühren. Fetawürfel unterheben. Das Ganze in Muffin-Formen geben, bei 180 Grad zirka 20 Minuten backen. 5 Minuten ruhen lassen und warm servieren. Die Tomaten dazu geben.

Mangold-Blumenkohl & Erdnuss-Soße

Zutaten:

- 400 Mangold
- ½ Blumenkohl
- 1 Zwiebel
- 4 EL Erdnussbutter
- 2 EL gehackte Erdnüsse
- 220 ml flüssige Sahne
- 3 EL Zitronensaft
- 2 EL Olivenöl
- ½ TL Salz
- 2 Prisen Pfeffer
- ½ TL Knoblauchpulver
- ½ TL Currypulver

Zubereitung: Blumenkohl putzen, in Röschen schneiden, im Salzwasser (1 EL Salz) zirka 10 Minuten gar kochen. Zwiebel schälen, klein würfeln. Mangold (Stiele sehr fein schneiden) putzen, waschen und die Blätter in breite Streife schneiden. Öl, Zwiebel, Mangold in die Pfanne geben, kurz anschwitzen, Sahne, Zitronensaft, Erdnussbutter und Gewürze dazu geben, 5 Minuten weiter garen. Blumenkohl auf die Teller anrichten und die Mangoldmasse darauf verteilen. Mit den gehackten Nüssen bestreuen.

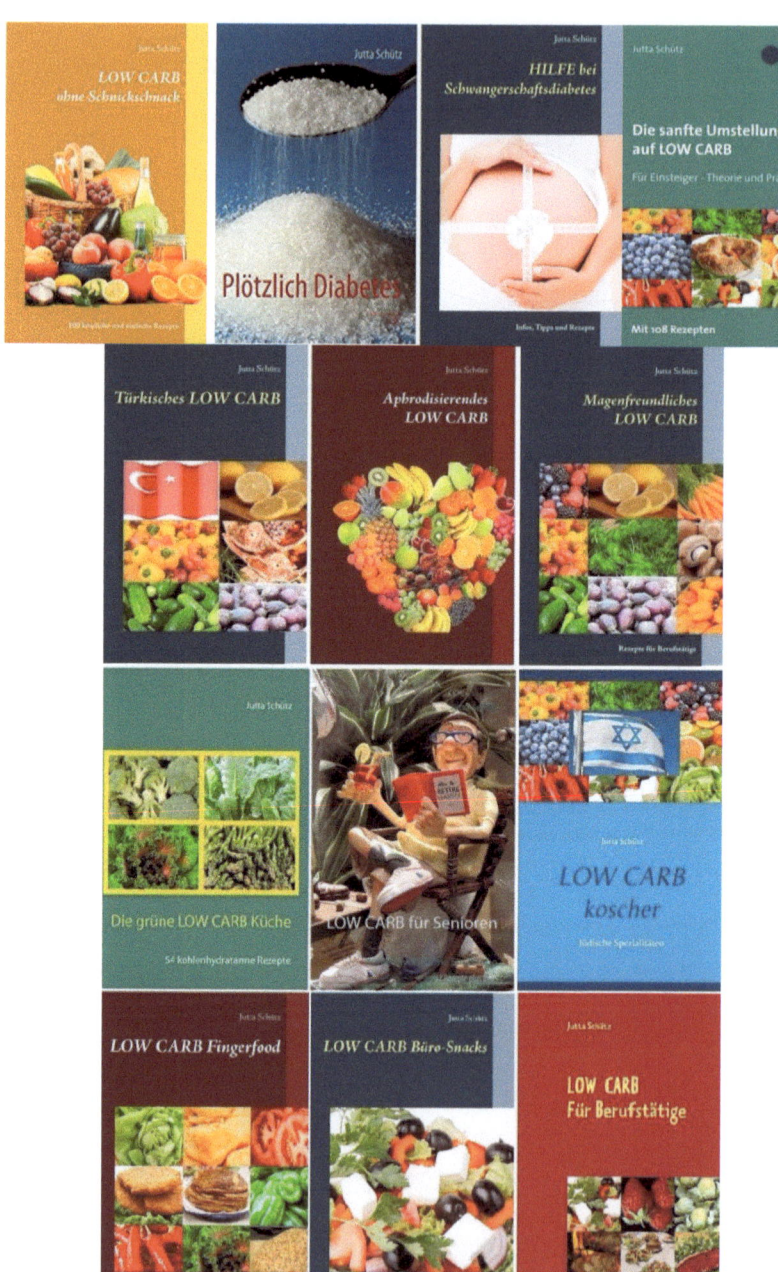

Und es gibt noch viele weitere Bücher…